ZAKARIA MERAD
SAMIA MERAD
HOURIA BELKRALLADI

Manual prático de patologia endometrial

ZAKARIA MERAD
SAMIA MERAD
HOURIA BELKRALLADI

Manual prático de patologia endometrial

Patologias funcionais e tumorais do endométrio

ScienciaScripts

Imprint
Any brand names and product names mentioned in this book are subject to trademark, brand or patent protection and are trademarks or registered trademarks of their respective holders. The use of brand names, product names, common names, trade names, product descriptions etc. even without a particular marking in this work is in no way to be construed to mean that such names may be regarded as unrestricted in respect of trademark and brand protection legislation and could thus be used by anyone.

Cover image: www.ingimage.com

This book is a translation from the original published under ISBN 978-620-6-71758-4.

Publisher:
Sciencia Scripts
is a trademark of
Dodo Books Indian Ocean Ltd. and OmniScriptum S.R.L publishing group

120 High Road, East Finchley, London, N2 9ED, United Kingdom
Str. Armeneasca 28/1, office 1, Chisinau MD-2012, Republic of Moldova, Europe
Printed at: see last page
ISBN: 978-620-7-90727-4

MANUAL PRÁTICO DE PATOLOGIA DO ENDOMÉTRIO

ZAKARIA MERAD SAMIA MERAD
HOURIA BELKRALLADI

PREFÁCIO

A anatomia e a citologia patológica desempenham um papel cada vez mais importante na medicina moderna. Para além do seu papel tradicional de diagnóstico, desempenha atualmente um papel importante na gestão terapêutica de muitas doenças.

Este tratado de patologia endometrial contém tudo o que um patologista sénior ou residente precisa de saber sobre esta patologia. Destina-se também a ginecologistas e oncologistas para os ajudar a compreender melhor esta patologia. O texto é conciso, com as explicações necessárias para a compreensão, aprendizagem e retenção.

Este tratado é essencial para os médicos se quiserem fazer um diagnóstico bem sucedido da patologia endometrial.

AMAL HAMHAMI

LISTA DE AUTORES

Zakaria MERAD

Professor Sénior, Faculdade de Medicina, Universidade Djilali Liabes,

Departamento de Anatomia Patológica e Citologia, Hospital Universitário Sidi Bel Abbes, Argélia

Samia MERAD

Professor Assistente, Faculdade de Medicina, Universidade Djilali Liabes,

Serviço de Medicina do Trabalho, Hospital Universitário Sidi Bel Abbes, Argélia

Houria BELKRALLADI

Professor, Faculdade de Medicina, Universidade Djilali Liabes,

Departamento de Anatomia Patológica e Citologia, Hospital Universitário Sidi Bel Abbes, Argélia

ÍNDICE DE CONTEÚDOS

INTRODUÇÃO

O estudo da patologia endometrial tem como objetivo fornecer uma visão geral deste assunto complexo e importante em ginecologia. Abordará as diferentes facetas desta patologia, incluindo a sua definição, o seu impacto na saúde da mulher e as abordagens ao seu tratamento. A patologia endometrial funcional refere-se a um grupo de doenças que afectam a camada interna do útero, o endométrio. Estas perturbações incluem hiperplasia, atrofia, hemorragia anormal e desequilíbrios hormonais. Esta definição pormenorizada permitirá uma melhor compreensão das implicações clínicas desta doença. A patologia dos tumores do endométrio é essencial e de grande importância para a compreensão das características, tipos e tratamentos dos tumores do endométrio. Esta secção fornecerá uma visão geral dos aspectos fundamentais desta patologia, incluindo factores de risco, apresentação clínica, diagnóstico, tratamento, prognóstico e investigação recente. É também uma oportunidade para sensibilizar os profissionais de saúde para a importância da deteção precoce dos estados pré-cancerosos da hiperplasia atípica, a fim de garantir uma melhor gestão, oferecendo cuidados adaptados e personalizados. A importância do estudo da patologia dos tumores do endométrio reside na sua contribuição para a prevenção, o diagnóstico precoce e o tratamento eficaz do cancro do endométrio.

PATOLOGIA FUNCIONAL DO ENDOMÉTRIO

O endométrio é um tecido que reveste a parte interna do útero e desempenha um papel importante durante a gravidez. Sofre alterações arquitectónicas e citológicas consoante a fase do ciclo menstrual, sob a influência das hormonas sexuais (estrogénios e progesterona). O exame do endométrio normal e das suas diferentes fases é muito importante por duas razões: a primeira é a procura de alterações anormais (metaplasia ou neoplasia) e a segunda, especialmente nas mulheres em fase reprodutiva, é a determinação da data da ovulação e da progressão da fase lútea.

1/ ENDOMETRAL NORMAL ' Aspeto histológico

1.1. Proliferação precoce do útero após a menstruação

- As glândulas são redondas a tubulares com raras mitoses e uma estratificação nuclear subtil
- O córion é denso

1.2. Útero proliferativo

- Glândulas redondas a tubulares, regularmente espaçadas, com núcleos pseudo-estratificados, alongados e hipercromáticos
- O córion circundante é denso e ligeiramente edematoso; as células são uniformes, redondas ou mesmo fusiformes.
- O rácio glândula/coroa é <1 (as glândulas representam menos de 50% da área de superfície)
- As mitoses são marcadas no epitélio das glândulas e no córion.

1.3. Útero peri-ovulatório (16º dia)

- As glândulas são tubulares ligeiramente tortuosas com núcleos pseudo-estratificados e vacúolos supra-nucleares (basais) dispersos (em <50% das células de cada glândula).

- As mitoses são facilmente identificáveis nas glândulas e no córion

1.4. Útero secretor precoce (vacuolização das glândulas)

- Dia 17: vacuolização supra-nuclear difusa em > 50% das células de cada glândula (padrão de piano); as mitoses são raras ou ausentes
- Dia 18: vacúolos sub e supra-nucleares, os núcleos estão geralmente localizados na parte mediana do citoplasma
- Dia 19: Maioritariamente vacúolos supra-nucleares com o aparecimento de secreções intra-luminais; os núcleos estão em posição basal e não há atividade mitótica.

1.5. Útero semi-secretor (secreção glandular intra-luminal e edema do córion)

- Dia 20: pico das secreções intra-luminais com aumento da tortuosidade glandular e congestão uniforme; ocasionalmente, vacúolos supra-nucleares
- Dia 21: o córion apresenta edema focal; as secreções intra-luminais ainda são significativas
- Dia 22: o córion apresenta edema difuso, principalmente perivascular, com núcleos nus (não pré-decidualizados).

1.6. Endométrio secretor tardio (pré-decidualização do córion)

- Alteração pré-decídua: citoplasma basófilo visível com núcleos redondos e cromatina fina
- Dia 23: Alteração pré-decidual limitada ao córion em torno das arteríolas espirais
- Dia 24: Alterações pré-decisórias que ligam os elementos vasculares e as glândulas
- Dia 25: Camada fina e irregular de mudança pré-decisiva sob a superfície
- Dia 26: Camada espessa e contínua de alteração pré-decídua abaixo da superfície; os neutrófilos são raros

- Dia 27: Alteração pré-decídua difusa em toda a superfície com numerosos neutrófilos

1.7. Útero menstrual

- O córion é o local dos vasos congestivos
- Glândulas secretoras esgotadas (forma irregular com lúmens colapsados, ligeira estratificação)
- Um infiltrado inflamatório neutrofílico significativo

2/ ENDOMÉTRIO GESTACIONAL

Aspectos microscópicos :

- O tecido endometrial apresenta decidualização difusa do córion (decídua) e glândulas secretoras proeminentes.
- Reacções de Arias-Stella: glândulas hiper-secretoras com vacuolização de células com núcleos hipercromáticos em forma de "unha de estofador" e sem mitose
- Produtos de design (em amostras do primeiro trimestre)
- Presença de vilosidades coriónicas imaturas
- Membranas: âmnio e córion
- Trofoblasto do local de implantação recente (células trofoblásticas intermédias misturadas com material fibrinóide na interface com a decídua)

Diagnóstico diferencial

- Gravidez intra-uterina ou extra-uterina
- Efeito do progestagénio exógeno (caducado)
- Adenocarcinoma de células claras (vs reação de Arias-Stella)

3/ ENDOMÉTRIO EM CASO DE FECUNDAÇÃO HORMONAL MEDICAMENTOSO' Aspeto histológico'

3.1. Estrogénio

- Nas mulheres na pré-menopausa, o excesso de estrogénios resulta num endométrio proliferativo anormal, descrito como "anovulatório" ou "proliferativo desordenado", semelhante aos casos de excesso de estrogénios endógenos.

- Nas mulheres pós-menopáusicas, observa-se uma baixa atividade proliferativa num endométrio aparentemente inativo.

- A exposição prolongada acarreta um risco de desenvolvimento de hiperplasia ou mesmo de neoplasia.

3.2. Progesteronas

- Durante as primeiras semanas, as glândulas e o córion sofrem uma diferenciação secretora (semelhante à fase secretora).
- Em caso de exposição prolongada, as glândulas tornam-se pequenas e inactivas, enquanto o córion permanece difusamente pseudo-decidualizado.
- Após meses/anos de tratamento, o endométrio torna-se atrófico

3.3. Contraceptivos orais

- Contraceptivos orais combinados: o aspeto histológico do endométrio varia consoante o número de ciclos administrados. Aquando da primeira toma, o endométrio apresenta um aspeto "assincrónico": as glândulas são tubulares, lembrando a fase proliferativa, mas com vacuolização e ausência de mitoses.
Com o passar do tempo, verificar-se-á uma pseudo-decidualização e alterações glandulares secretoras. Após muitas ingestões, as glândulas esgotam as suas secreções e tornam-se gradualmente pequenas e atróficas, enquanto o córion permanece difuso e pseudo-decidualizado.

3.4. Terapia de substituição hormonal (HRT)

- A TSH cíclica conduz a alterações secretoras proliferativas e "atrasada" durante as fases estrogénica e progestagénica do ciclo artificial, respetivamente
- A TRH combinada conduz à atrofia ou a alterações associadas à impregnação de progestagénio

3.5. Moduladores selectivos dos receptores de estrogénio

- O tamoxifeno induz atrofia ou alterações estrogénicas devido à sua fraca propriedade agonista dos receptores de estrogénio. O raloxifeno induz atrofia

-Terapia de indução da ovulação (clomifeno): alteração da diferenciação secretora com vacuolização persistente, menor tortuosidade glandular e redução da pré-decidualização.

3.6. Moduladores dos receptores da progesterona

- Dilatação cística glandular significativa com um aspeto secretor.

3.7. Agonistas das gonadotrofinas, inibidores da aromatase, corticosteróides

- Útero atrófico

4/ PÓLIPO ENDOMETRIAL

Definição

- Proliferação neoplásica exofítica benigna do córion endometrial com um componente glandular não neoplásico

Incidência e localização

- Relativamente comum

- Os factores de risco incluem a obesidade, a hipertensão e a utilização de tamoxifeno.

Repartição por idade

- Pico de incidência na quinta década

Características clínicas

- Hemorragia anormal,

Características radiológicas

- Massa polipoide ou séssil na ecografia ou histeroscopia

Prognóstico e tratamento

- Prognóstico favorável após a excisão

Macroscopia

- Massa ovoide ou alongada, pedunculada ou séssil, de consistência firme a carnuda
- Aspeto sólido e/ou cístico na secção

Microscopia

- Arquitetura glandular irregular com quistos e variações de tamanho e forma
- Alterações coriónicas (frequentemente com aumento da fibrose e depósitos de colagénio)
- Vasos de paredes espessas

Análise molecular

- As células do córion apresentam rearranjos em HMGC-Y (HMGA) e HGMI-C

Diagnóstico diferencial

- Adenosarcoma de Müller de baixo grau

- Adenomioma polipoide atípico

- Útero normal

5/ ENDOMETRITE

Definição

- Inflamação não fisiológica do endométrio pós-parto ou pós-aborto

Incidência

- A endometrite relacionada com a gravidez é mais frequente após a cesariana (13% a 90%) do que após o parto vaginal (1% a 3%).

Repartição por idade

- Mulheres em idade fértil e na peri-menopausa

Características clínicas

- A endometrite relacionada com a gravidez ocorre geralmente pouco depois de um aborto
- Apresentação aguda com corrimento, hemorragia e sintomas sistémicos (febre)
- Endometrite não-obstétrica associada a doença inflamatória pélvica
- Os factores que contribuem para esta situação incluem o dispositivo intrauterino
- Hemorragia intermenstrual e infertilidade

Prognóstico e tratamento

- Antibioticoterapia de eleição
- Cirurgia para doença inflamatória pélvica complicada ou piometria

Macroscopia

- Geralmente indetetável (exceto piometra)

Microscopia

- Relacionado com a gravidez: inflamação confluente extensa com tecido necrótico

- Endometrite aguda: infiltrados neutrofílicos proeminentes com microabscessos

- Endometrite crónica: células plasmáticas no endométrio (geralmente superficiais e focalmente confluentes, em torno dos vasos)

- Geralmente misturado com linfócitos, agregados linfóides e eosinófilos

- Alterações glandulares reactivas (falta de resposta às hormonas e metaplasia)

- Fibrose e/ou edema do córion

Diagnóstico diferencial

- Útero normal pós-parto/pós-aborto

- Útero menstrual

6/ ANOVULAÇÃO

Definição

- Cessação ou supressão da ovulação

Incidência

- Causa mais frequente de hemorragia uterina anormal no período pré e peri-menopausa (77%)

Características clínicas

- Mais frequente durante a peri-menopausa (deterioração fisiológica da função ovárica)

- Em doentes mais jovens, no contexto da síndrome dos ovários poliquísticos ou de outros desequilíbrios endócrinos, incluindo a obesidade

Características radiológicas

- Mucosa endometrial espessada

Prognóstico e tratamento

- Terapia hormonal

Macroscopia

- Parede endometrial irregularmente espessada

Microscopia

Anovulação associada a uma produção persistente de estrogénios sem oposição (endométrio proliferativo desordenado):

- Glândulas de forma e distribuição irregulares, com glândulas dilatadas
- O córion é denso com trombos focais de fibrina

Anovulação associada a falha folicular e níveis baixos de estrogénio:

- Glândulas tubulares com cariorrexe

Diagnóstico diferencial

- Pólipo endometrial
- Ciclos ovulatórios disfuncionais (falha do corpo lúteo)
- Hiperplasia endometrial não atípica
- Neoplasia intra-epitelial endometrióide

7/ METAPALSIA ENDOMETRIAL

Definição

- Diferenciação endometrial semelhante a outros fenótipos epiteliais no trato mucoso

Repartição por idade

- Mais frequente em mulheres na peri/pós-menopausa e em mulheres submetidas a impregnação hormonal exógena

Características clínicas

- Geralmente assintomático

- Os sintomas (hemorragias) ocorrem se estiverem associados a uma síndrome pré-neoplásica.

Metaplasia escamosa

- Mórulas escamosas isoladas ou com congestão glandular na biopsia
- Amostragem endometrial de seguimento em 3 a 6 meses Microscopia
- Diferenciação escamosa não queratinizante mais frequente
- Pequenos aglomerados de células com núcleos redondos uniformes no centro e citoplasma eosinofílico, geralmente localizados nos lúmens das glândulas

Diagnóstico diferencial

- Lesão intra-epitelial escamosa cervical de alto grau
- Neoplasia do endométrio com diferenciação escamosa
- Adenomioma polipoide atípico Metaplasia mucinosa
- Metaplasia arquitecturalmente simples (tipo A) considerada benigna: acompanhamento simples
- A proliferação papilar/micropapilar (tipo B) pode estar associada a neoplasia concomitante; colheita de amostras e seguimento durante 3 a 6 meses.
- Arquitetura complexa cribriforme, papilar e microglandular (tipo C) associada a um risco elevado de malignidade

Microscopia

- Tipo A: um revestimento de epitélio mucinoso
- Tipo B: papilas e micropapilas focais
- Tipo C: papilas e cribriformes Metaplasia tubária e eosinófilos
- Baixo risco de carcinoma associado na ausência de complexidade
- Maior risco de carcinoma em casos de arquitetura complexa. Biópsia de seguimento no prazo de 3 a 6 meses

Microscopia

- Epitélio glandular com citoplasma granular densamente rosado. Arquitetura cuboide simples ou proliferações papilares e/ou microacinares complexas.
- No contexto da reparação, a alteração eosinofílica envolve a superfície endometrial

Diagnóstico diferencial

- Neoplasia do endométrio com metaplasia eosinofílica Metaplasia papilar sincicial
- Morfologia simples considerada benigna
- Morfologias arquitectónicas complexas associadas a um risco elevado de malignidade

Microscopia

- Metaplasia papilar sincicial superficial: processo benigno observado no contexto da degradação endometrial (micropapilares malformados) e na superfície de pólipos endometriais.
- Células estratificadas com bordos celulares indistintos, citoplasma moderado e perda de polaridade nuclear, formando um sincício normalmente associado a metaplasia eosinofílica e mucinosa.

Metaplasia papilar intraglandular: dividida em simples (curta, não ramificada, com um baixo risco de malignidade) e complexa (papilas difusas, ramificadas e apinhadas, com um elevado risco de malignidade endometrióide)

Diagnóstico diferencial

- Carcinoma seroso do endométrio

TUMOR ENDOMETRIAL GLANDULAR PATOLOGIA 1/ HIPERPLASIA ENDOMETRIAL NÃO ATÍPICA

Definição:

- Proliferação glandular endometrial caracterizada por um aumento da densidade glandular
- Secundária à estimulação excessiva de estrogénios

Incidência e localização :

- Comum (150 000 a 200 000 novos casos diagnosticados todos os anos na Europa Ocidental)

Morbidade e mortalidade :

- Baixo risco de progressão para carcinoma (2-4%)
- O risco aumenta se o excesso de estrogénios persistir ao longo do tempo

Repartição por sexo, raça e idade :

- Geralmente em mulheres na peri-menopausa
- As mulheres jovens e os adolescentes são menos comuns

Características clínicas :

- Hemorragia vaginal anormal mais frequente, por vezes assintomática (diagnosticada incidentalmente)

Prognóstico e tratamento:

- Terapia hormonal (progestinas)

Macroscopia :

- Espessamento irregular do endométrio

Microscopia :

- Aumento do volume glandular endometrial em mais de 50% da superfície (rácio glândula/córion > 1)
- As glândulas são redondas e tubulares, algumas com contornos irregulares (angulares, quísticas).
- Pseudoestratificação nuclear preservada pela polaridade (semelhante à fase proliferativa)
- Corion solto mas presente entre as glândulas
- Sem atipia

Diagnóstico diferencial:

- Variações/artefactos do endométrio num ciclo normal
- Ciclos anovulatórios/endométrio proliferativo desordenado
- Atrofia cística
- Pólipo endometrial
- Metaplasias do endométrio
- Hiperplasia endometrial atípica
- Carcinoma endometrióide bem diferenciado

2/ HIPERPLASIA ENDOMETRIAL ATÍPICA

Definição:

- Proliferação glandular endometrial caracterizada por um aumento do número de glândulas

Incidência e localização :

- Presente em 1,2 a 1,4% das biopsias endometriais

Morbidade e mortalidade:

- 38% de risco de carcinoma

- 45 vezes maior risco de desenvolver carcinoma ao longo do tempo

Repartição por sexo, raça e idade :

- Geralmente na peri e pós-menopausa
- As mulheres em idade fértil são menos afectadas

Características clínicas :

- As hemorragias vaginais anormais e as hemorragias pós-menopáusicas são as mais comuns.
- Útero anormal na ecografia (espessado ou polipoide)

Prognóstico e tratamento:

- A histerectomia com anexectomia bilateral é o tratamento curativo se não existir um tumor maligno associado.
- Progestinas em doses elevadas em casos de infertilidade
- O tratamento inclui uma terapêutica hormonal contínua durante pelo menos 6 meses e um acompanhamento com recolha repetida de amostras do endométrio.

Macroscopia :

- Pode aparecer polipoide ou espessamento da mucosa endometrial

Microscopia :

- Glândulas congestionadas (excedendo 50% da área de superfície; rácio glândula/coroa
>1)
- As glândulas são redondas a tubulares, ou cada vez mais irregulares com ramificações, em forma de estrela ou dilatadas.
- O córion, embora não seja muito abundante,
- Geralmente pseudoestratificação com um núcleo arredondado e presença de mitoses

Diagnóstico diferencial:

- Variações/artefactos do endométrio num ciclo normal
- Hiperplasia endometrial não atípica
- Pólipo endometrial
- Metaplasias do endométrio
- Mucosa endocervical com alterações reactivas (metaplasia escamosa, hiperplasia microglandular)
- Carcinoma endometrióide bem diferenciado
- Adenocarcinoma endocervical

3/ CARCINOMA DO ENDOMÉTRIO

Definição:

- Tumor epitelial maligno do endométrio

Incidência e localização :

- Tumor maligno mais comum do trato genital feminino (10-20%).
- Carcinoma endometrióide 80
- Carcinoma seroso 5 -10
- Carcinossarcoma: <5
- Carcinoma de células claras <5
- Outros (indiferenciados, desdiferenciados, neuroendócrinos) <1

Morbidade e mortalidade :

- Carcinoma endometrióide de baixo grau: taxa de sobrevivência de 5 anos de 85% a 90%.
- Carcinomas endometrióides/não endometrióides de alto grau: 30 a 70%.

Repartição por sexo, raça e idade :

- A incidência parece ser mais elevada nas caucasianas Endometrióide: geralmente na peri-menopausa

Não endometrióide: geralmente na pós-menopausa

Características clínicas :

- Hemorragia vaginal anormal
- Sintomas constitucionais
- Raramente assintomática (lesões precoces)

Prognóstico e tratamento:

- Mau prognóstico:

1. Histologia de alto grau
2. Tipo histológico (endometrióide de alto grau, não endometrióide)
3. Fase avançada
4. Invasão profunda do miométrio
5. Invasão extensa do espaço linfovascular
6. Envolvimento das serosas e dos anexos
7. Metástases nos gânglios linfáticos (macrometástases)
8. Grupo molecular

- Um número de cópias elevado (p53 anormal) tem o pior prognóstico
- A mutação POLE tem um excelente prognóstico

Tratamento

- A histerectomia com anexectomia bilateral é o tratamento de eleição
- Se for de alto risco, +/- linfadenectomia pélvica e para-aórtica, omentectomia e radioterapia adjuvante

- Se avançado, progestinas e/ou quimioterapia

Macroscopia :

- Útero normal ou aumentado
- Massa polipoide localizada (geralmente na parede posterior)
- Nódulos ou placas discretos com espessamento variável
- Segmento uterino inferior primário, particularmente na síndrome de Lynch
- Aspeto escamoso branco se a diferenciação escamosa for extensa
- Aspeto gelatinoso ou mucoide se a diferenciação for mucinosa

Microscopia :

- Adenocarcinoma endometrióide: semelhança variável com glândulas endometriais normais, dependendo do grau de diferenciação
- Grau FIGO baseado em componentes glandulares e sólidos (mas não escamosos)

Grau 1: <5% de crescimento sólido (baixo grau) Grau 2: 5 a 50% de crescimento sólido (baixo grau) Grau 3: >50% de crescimento sólido (alto grau)

- A atipia nuclear grave aumenta o grau Variantes do adenocarcinoma endometrióide :
- Com diferenciação escamosa: Mórulas (sem queratina), grandes ninhos irregulares com pontes intercelulares (queratinizadas), citoplasma claro
- Papilar (villoglandular, papilar NOS)
- Secreto

Variante : Adenocarcinoma mucinoso

- > 50% das células com mucina intra-citoplasmática
- Citologia geralmente de baixo grau e arquitetura complexa

Imunohistoquímica

- Pancitoqueratina, EMA CK7, vimentina geralmente positiva Carcinoma endometrióide de baixo grau (FIGO graus 1 e 2) :

- ER, PR positivo (geralmente difuso e forte)
- P 53 normal (tipo selvagem)
- p16 negativo

Carcinoma endometrióide de alto grau (FIGO grau 3):

- Sobreexpressão de p53 e p16 em aproximadamente 30
- A cromogranina A, a sinaptofisina e o CD56 podem ser focalmente positivos
- 40% de perda de BAF250a (ARID1A)

Análise molecular

- Carcinoma endometrióide de baixo grau: Mutações em KRAS, ARID1A, PTEN e CTNNB1

Baixa carga mutacional e baixo número de variações do número de cópias

Instabilidade frequente de microssatélites e deficiência de MMR

- Carcinoma endometrióide de alto grau:

Grupo heterogéneo: mistura de baixo número de cópias, alto número de cópias (p53 anormal), hipermutado (deficiência de MMR)

Diagnóstico diferencial:

Carcinoma endometrióide de baixo grau :

- Adenomioma polipoide atípico
- Metaplasia papilar sincicial do endométrio
- Tumores metastáticos (os mais comuns são os do cólon e da mama) Carcinoma endometrióide com diferenciação mucinosa:
- Hiperplasia microglandular endocervical
- Metaplasia mucinosa ou endométrio
- Adenocarcinoma endocervical (relacionado com o HPV, gástrico) Carcinoma

endometrióide de alto grau :

- Carcinoma seroso
- Carcinoma de células claras
- Carcinossarcoma
- Carcinoma indiferenciado/diferenciado

3.1. CARCINOMA SEROSO DO ENDOMÉTRIO

Macroscopia:

- Útero de tamanho normal ou acentuadamente aumentado
- Pode estar confinado a um pólipo ou não ser visível
- Massa polipoide ou papilar irregular

Microscopia :

- Papilas de tamanho e forma irregulares com botões celulares proeminentes
- Glandular com lumina estreita e irregular (em forma de fenda ou de estrela-do-mar) devido à estratificação celular e à perda de polaridade nuclear
- Sólido

Aspeto citológico :

- Células grandes e pleomórficas
- Elevado rácio nuclear/citoplasmático
- Cromatina grosseira e nucléolos proeminentes
- Atividade mitótica intensa e corpos apoptóticos abundantes
- Corpos de psammoma (até 30%)
- Diagrama de glândulas abertas de invasão miometrial +/- linfovascular

Imunohistoquímica

- Pancitoqueratina, CK7, EMA, PAX8 positivo

- BEP4, B72.3, vimentina positiva

- P53 anormal (sobreexpressão ou sem fenótipo)

- Expressão forte e difusa de p16

- WT1 geralmente negativo

- Expressão de ER, PR geralmente baixa

- Napsina-A e AMACR negativos

Análise molecular

- Mutações TP53 (evento patogénico precoce)

- Pertence à categoria de número de cópias elevado (p53 anormal)

Diagnóstico diferencial patológico :

- Carcinoma endometrióide de baixo grau

- Carcinoma endometrióide de alto grau

- Carcinoma de células claras

- Carcinossarcoma

- Carcinoma indiferenciado

3.2. CARCINOMA ENDOMETRIAL DE CÉLULAS CLARAS

Macroscopia :

- Difusa ou polipoide

- Friável

- Frequentemente hemorragia e necrose

Microscopia :

- Papilar (mais comum): papilas frequentemente pequenas, hialinizadas ou edematosas/mixomatosas

- Tubulocístico

- Sólido

Características citológicas

- Células claras/oxífilas
- Células achatadas e cúbicas também são comuns
- Secreções eosinofílicas ou basofílicas intra-luminais
- Células-alvo (células eosinofílicas intra-citoplasmáticas: PAS-positivas, resistentes à diastase) corpos hialinos)
- Núcleos de alto grau mas relativamente uniformes com nucléolos proeminentes
- Mitose frequente
-+/- Infiltrado inflamatório neutrofílico/plasmocitário

Imunohistoquímica :

- PAX 8, CK7, CAM5.2, 34 β E12 e BerEP4 geralmente positivos
- HNF1β (100%), Napsin-A (90%), AMACR (75%) positivo
- (Napsin-A, o mais específico)
- Perda da expressão de BAF250a
- sobreexpressão do p16 em cerca de 50% dos casos
- CK 20, WT1 geralmente negativo
- ER e PR geralmente negativos
- MMR anormal em 20% (geralmente perda de MSH6)

Análise molecular

- Mutações em ARID1A, PIK3CA, TP53
- Separação de acordo com a classificação molecular TCGA: 6% com mutação POLE, 20% com deficiência de MMR,

Diagnóstico diferencial:

- Reação de Arias-Stella

- Alterações reactivas devidas à reparação da superfície

- Carcinoma endometrióide

- Carcinoma seroso

- Tumor adenomatóide

- Tumor trofoblástico placentário

- Tumor epitelioide do músculo liso

- PEComa

- Sarcoma dos tecidos moles alveolares

3.3. CARCINOMA INDIFERENCIADO DO ENDOMÉTRIO

Macroscopia :

- Massa exofítica macia e friável

Microscopia:

- Células tumorais dispostas em placas malformadas ou trabéculas
- População monótona de células não coesas com características de alto grau (rácio N:C elevado, nucléolos, mitoses frequentes, necrose)

Imunohistoquímica :

- EMA positivo, geralmente focal
- Citoqueratinas (em particular CK8/18) geralmente focais
- E-caderina geralmente negativa
- PAX 8, ER e PR negativos
- MMR anormal (perda de MLH1/PMS2) em 50% dos casos

Diagnóstico diferencial:

- Carcinoma endometrióide de alto grau (FIGO grau 3)
- Carcinossarcoma
- Carcinoma neuroendócrino (tipo de células pequenas)

- Linfoma
- Carcinoma seroso
- Sarcoma uterino indiferenciado
- Sarcoma estromal do endométrio de alto grau

3.4. CARCINOMA DO ENDOMÉTRIO, TIPO NEUROENDÓCRINO

Macroscopia :

- Frequentemente grandes e polipóides
- Necrose e hemorragia frequentes

Microscopia :

Carcinoma de pequenas células :

- Difusão
- Incorporado
- Trabecular
- Não muito coeso
- Células redondas a ovóides
- Elevado rácio nuclear/citoplasmático
- Cromatina escura e aglomerada
- Moldagem frequente e corpos apoptóticos
- Atividade mitótica intensa
- Necrose frequente, invasão miometrial e linfovascular frequente Carcinoma neuroendócrino de grandes células :
- Incorporado
- Trabéculas largas e cordadas +/- paliçada nuclear
- Células grandes, redondas a poligonais

- Núcleos vesiculares ou hipercromáticos com nucléolos proeminentes
- Atividade mitótica intensa
- Necrose geográfica, miometrial e linfovascular comum

Imunohistoquímica :

- A cromogranina A, a sinaptofisina e o CD 56 são positivos
- Pancitoqueratina, CK18 positivo
- PAX8 e p16 podem ser positivos
- TTF1 raramente positivo

Diagnóstico diferencial :

- Carcinoma de pequenas células do colo do útero
- Carcinoma indiferenciado/diferenciado
- Tumor neuroectodérmico primário
- Linfoma

4/ CARCINOSSARCOMA DO ENDOMÉTRIO

Definição:

- Tumor maligno de alto grau composto por células epiteliais e mesenquimatosas malignas.

Impacto :

- 5% dos tumores malignos do útero

Repartição por raça e idade

- Mulheres pós-menopáusicas (idade média 65 anos)
- 5% em doentes com idade ≤50 anos

Características clínicas

- Hemorragia pós-menopausa
- Útero aumentado e/ou dor pélvica
- História de radioterapia em até 37% das mulheres

Prognóstico e tratamento

- Taxa de sobrevivência de 5 anos de 5 a 35% para todos os estádios (sobrevivência média de 2 anos para todos os estádios)
- Taxa de sobrevivência de 5 anos de 40-60% para tumores de estádio I-II
- Em dois terços dos casos, o tumor estende-se para fora do útero (estádios III a IV) aquando do diagnóstico.
- Maior risco de metástases se houver componentes serosos ou de células claras
- Um componente sarcomatoso heterólogo tem um mau prognóstico
- A histerectomia total com anexectomia bilateral é a base do tratamento
- Quimioterapia à base de cisplatina e radioterapia geralmente recomendadas

Macroscopia :

- Grandes massas polipóides que ocupam a cavidade uterina +/- prolapso através do canal endocervical
- O corte parece carnudo
- Hemorragia e necrose frequentes com formação de quistos secundários

Microscopia :

Mistura de componentes carcinomatosos e sarcomatosos de alto grau

Componente carcinomatoso :

- Seroso, endometrióide de alto grau, de células claras, componente sarcomatoso mais frequente:
- Homólogo ou heterólogo
- Sarcoma do estroma do endométrio, leiomiossarcoma e sarcoma indiferenciado

- sarcoma uterino tipos homólogos mais frequentes: rabdomiossarcoma e condrossarcoma tipos heterólogos mais frequentes

Imunohistoquímica :

- Citoqueratina, EMA, CK8/18 e E-caderina fortemente positivas para o componente carcinomatoso
- P53 e p16 são focalmente positivos em ambos os componentes

Diagnóstico diferencial :

- Carcinoma endometrióide fusiforme de baixo grau
- Carcinoma endometrióide de alto grau
- Carcinoma seroso de células claras indiferenciado e desdiferenciado
- Sarcoma indiferenciado do endométrio
- Leiomiossarcoma
- Adenosarcoma de Müller

PATOLOGIA DO TUMOR MESENQUIMAL UTERINO

O espetro dos tumores mesenquimatosos uterinos e do tipo misto mesenquimatoso-epitelial expandiu-se nos últimos anos, em grande parte devido à experiência acumulada relatada em séries de casos maiores, bem como à identificação de problemas recorrentes de fusões de genes e outras alterações moleculares. Na prática atual, a abordagem da maioria das neoplasias mesenquimatosas encontradas no útero começa com um exame morfológico criterioso, que em muitos casos é suficiente para o diagnóstico.

1/ LEIOMIOMA CONVENCIONAL E SUAS VARIANTES

Definição

- Tumor benigno dos músculos lisos do útero

Incidência

- Tumor mais comum nas mulheres
- Presente em 70% das amostras de histerectomia

Repartição por raça e idade

- Ocorre em 40-50% das mulheres com mais de 40 anos e em 20-30% das mulheres com menos de 30 anos.
- Maior incidência em mulheres negras

Características clínicas

- Sintomático num terço dos doentes
- Hemorragia uterina anormal e dismenorreia
- Dor e/ou pressão abdominal
- Infertilidade, abortos espontâneos frequentes e problemas relacionados com a gravidez.

- Raramente ascite (síndrome de pseudo-Meigs)

Prognóstico e tratamento

- Benim
- Tratamento definitivo por histerectomia
- Miomectomia
- O tratamento farmacológico inclui agonistas da GnRH e moduladores selectivos da progesterona.
- As complicações incluem recorrência após a interrupção do tratamento, infeção e rutura uterina.

Macroscopia :

- Tamanho variável (pode ser > 25 cm), frequentemente múltiplo
- Localização: intramural, submucosa ou subserosa
- Tumores submucosos frequentemente acompanhados de ulceração superficial e hemorragia
- Os tumores pedunculados subserosos podem destacar-se e aderir a outros órgãos pélvicos (leiomioma parasitário).
- As alterações degenerativas incluem edema, doença pseudocística, calcificação e hemorragia.

Leiomioma convencional: superfície: firme, branca/cinzenta Variantes do leiomioma:

- Leiomioma altamente celular, leiomioma epitelioide: macio, bege a amarelo
- Leiomioma mixoide: mole e gelatinoso
- Lipoleiomioma: aspeto heterogéneo com áreas amarelas suaves
- Leiomioma dissecante: processos semelhantes a vermes no miométrio ou nos vasos uterinos (intrusão intravascular)
- Leiomioma cotiledonóide: contorno protuberante que se assemelha à superfície da placenta

- Leiomiomatose difusa: hipertrofia difusa da parede uterina com nódulos pequenos e mal definidos (≤ 1 cm)

Microscopia :

- Leiomioma convencional bem circunscrito:
- Normocelular (densidade nuclear semelhante à do miométrio normal)
- Feixes cruzados de células fusiformes
- Citoplasma eosinofílico abundante
- Núcleos alongados em forma de "charuto" (extremidades afiladas) se cortados longitudinalmente, ovóides com vacúolo perinuclear se cortados transversalmente
- ± Vedação nuclear
- Sistema vascular proeminente com numerosos vasos sanguíneos de paredes espessas
- Atipia citológica ligeira a ausente e índice mitótico baixo (<5 mitoses/10HPF)
- Alterações reactivas/degenerativas :

Necrose isquémica: zonas desvitalizadas com acumulação progressiva de colagénio com um aspeto hialinizado denso, transição para zonas viáveis com um gradiente crescente de celularidade, granulação dos tecidos, hemorragia e inflamação.

Edema (alteração hidrópica) com cavitação pseudocística, hemorragia, alteração mixoide focal

- Alterações relacionadas com a gravidez e o tratamento :

Gravidez/progestinas: hemorragia, hipertrofia muscular, hialinização, alterações mixóides (incluindo paredes dos vasos), atividade mitótica e hipercelularidade em torno de áreas de degeneração da matriz.

Agonistas da GnRH, ulipristal: apoptose, hialinização, inflamação, necrose vascular

Embolização arterial: necrose isquémica, fibrose, corpo estranho com reação de células gigantes

Ablação guiada por RMN: necrose bem definida das células tumorais Variantes do leiomioma

- Leiomioma celular: maior celularidade do que o miométrio de fundo
- Leiomioma altamente celular: celularidade próxima do estroma endometrial
- Leiomioma mitoticamente ativo: aumento da atividade mitótica (5 a 15 mitoses/10 HPF)
- Leiomioma epitelioide: células poligonais a redondas com numerosas células eosinofílicas; citoplasma (pelo menos 50% do volume tumoral) em placas, ninhos, cordões e trabéculas; atipia citológica ligeira, <5 mitoses/10HPF, sem necrose tumoral.
- Leiomioma mixoide: matriz mixoide (pelo menos 50% do volume do tumor) bordos não infiltrativos, ligeira atipia citológica, <2 mitoses/10HPF, sem necrose tumoral
- Leiomioma com elementos heterólogos: tecido adiposo (lipoleiomioma), músculo esquelético, osso ou cartilagem
- Leiomioma dissecante e leiomioma cotiledonóide: crescimento permeável no miométrio circundante, vasos adjacentes e/ou tecido parametrial; vasos grandes de paredes espessas em tecido frouxo que separa os nódulos do músculo liso

Características histoquímicas e imunohistoquímicas

- Os leiomiomas com alterações isquémicas apresentam uma coloração azul extensa, coloração excessiva com tricrómio (colagénio) e perda da distribuição da reticulina pericelular.
- Coloração com azul de Alcian (pH 2,5) positiva, se mixoide
- AML, desmina e h-caldesmon são positivos
- ER e PR positivos (100%)
- Queratina e EMA frequentemente positivos (variante mais epitelioide)

- A expressão de CD10 é variável

- Baixo índice de proliferação

Análise molecular

- Mutações MED12 em 80% dos leiomiomas convencionais (12% dos leiomiomas celulares)

- Anomalias cariotípicas em 40 a 50% dos leiomiomas convencionais, incluindo t(12;14)(q15;q24) (gene HMGA2)

Diagnóstico diferencial

- Leiomiossarcoma (vs. leiomioma mitoticamente ativo e dissecante)

- Sarcoma do estroma endometrial (vs. dissecção celular e leiomioma cotiledonóide)

- Leiomiossarcoma epitelioide (vs. leiomioma epitelioide)

- Tumor de células epitelioides perivascular (vs. leiomioma epitelioide)

- Leiomiossarcoma mixoide (vs. leiomioma mixoide e leiomioma com alteração hidrópica)

1.1. LEIOMIOMA DE CÉLULAS BIZARRAS

Definição

- Tumor benigno do músculo liso com atipia nuclear

Incidência

- Raro

Características clínicas

- Idade média 45 anos

- Hemorragia uterina anormal, massa pélvica

Prognóstico e tratamento

- Considerado benigno (taxa de propagação ectópica < 2%)

- Tratamento por histerectomia ou miomectomia + monitorização

Macroscopia :

- Semelhante ao leiomioma convencional

- Pode ter um aspeto macio e amarelo, hemorragia e cavitação

Microscopia :

- Células atípicas/bizarras: hipertrofia nuclear, contorno nuclear irregular, multinucleação, hipercromasia ou cromatina grosseira, nucléolos proeminentes
- Distribuição das células bizarras: difusa (30%), multifocal (44%), focal (26%)
- Inclusões citoplasmáticas eosinofílicas redondas
- Núcleos com um nucléolo eosinofílico proeminente rodeado por um halo perinucleolar
- Edema alveolar

Características imunohistoquímicas

- Expressão dos marcadores do músculo liso e dos receptores hormonais

Análise molecular

- O perfil molecular é semelhante ao dos leiomiossarcomas

Diagnóstico diferencial

- Leiomiossarcoma uterino

- Leiomioma uterino

2/ LEIOMIOSSARCOMA UTERINO

Definição:

- Tumor maligno do músculo liso do útero

Incidência

- 1 a 2% de todos os tumores malignos do útero
- O sarcoma mais comum do trato ginecológico (> 50% de todos os sarcomas)

Repartição por raça e idade

- Idade média 60 anos (peri-menopausa e pós-menopausa)
- Mais comum em mulheres negras

Características clínicas

- Hemorragia vaginal anormal
- Distensão abdominal, dor ou pressão pélvica
- Por vezes, hipercalcemia e eosinofilia
- Raramente, um historial de radioterapia ou tratamento com tamoxifeno

Prognóstico e tratamento

- Taxa de sobrevivência de 5 anos de 15 a 65%, dependendo do estádio (melhor no estádio I da doença)
- Outros factores de prognóstico: idade, tamanho do tumor, invasão vascular
- Taxa de recorrência de cerca de 70% para os estádios I e II e de quase 100% para os estádios III e IV (no prazo de 18 meses)
- Disseminação hematogénica para os pulmões e o fígado e disseminação linfática
- O leiomiossarcoma mixoide parece ter uma sobrevivência pior do que a cirurgia convencional
- O leiomiossarcoma epitelioide pode recidivar tardiamente (> 10 anos)

- O tratamento incluiu histerectomia com anexectomia bilateral,

- Terapia hormonal em caso de progressão da doença

Macroscopia :

- Massa grande (média de 10 cm), mal circunscrita

- Em secção, aspeto heterogéneo carnudo com necrose e hemorragia

Microscopia :

- Leiomiossarcoma convencional de alto grau por definição :

- Crescimento irregular e infiltrativo

- Hipercelularidade composta por fascículos que se intersectam

- Núcleos alongados com extremidades afiladas (forma de "charuto")

- Critérios morfológicos de malignidade (pelo menos dois) :

- Atipia citológica significativa: moderada ou grave, multifocal a difusa núcleos hipercromáticos alargados com cromatina grosseira e membranas nucleares irregulares

- Necrose tumoral: no mapa

- Atividade mitótica ≥10 mitoses/10 HPF: contar pelo menos 50 HPF,

- Invasão vascular em 20% dos casos

Leiomiossarcoma epitelioide

- ≥50% de células epitelioides (citoplasma eosinofílico poligonal, núcleo ovoide central)

- Ninhos, cordões ou trabéculas; raramente espaços pseudoglandulares

- Hialinização central frequente

- Pode estar presente uma atipia citológica significativa (tal como definida para os tumores convencionais).

- Critérios morfológicos de malignidade (um dos seguintes): Necrose tumoral

Índice mitótico ≥5 mitoses/10 HPF Leiomiossarcoma mixoide

- A matriz mixoide separa os fascículos e as células tumorais,
- A atividade mitótica e a atipia nuclear podem ser subtis ou ausentes
- Núcleos fusiformes hipercromáticos
- Critérios morfológicos de malignidade (pelo menos dois) :

Borda tumoral invasiva, necrose celular, atipia citológica ou ≥2 mitoses/10 HPF

Características histoquímicas e imunohistoquímicas

- A necrose tumoral pode estar ausente
- O Alcian Blue pH 2,5 realça a matriz mixoide
- LMA, desmina, caldesmona, são positivos (fortes e difusos nas variantes convencionais, menos nas variantes epitelioides e mixoides)
- Receptores de estrogénio, progesterona e androgénio frequentemente positivos
- CD10 e C-KIT podem ser positivos
- Queratina e EMA variavelmente positivos (mais frequentes na variante epitelioide)
- Ki67 elevado (>10%)

Análise molecular

- Aberrações cromossómicas cariotípicas complexas e frequentes
- TP53 e VIPR2 frequentemente mutados (também RB1, PTEN)
- Ausência de mutações C-KIT e rearranjos ALK

Diagnóstico diferencial

- Variantes do leiomioma
- Rabdomiossarcoma pleomórfico
- Sarcoma estromal do endométrio de baixo grau
- Sarcoma estromal do endométrio de alto grau
- Sarcoma indiferenciado do endométrio

- Carcinossarcoma

- Tumor estromal gastrointestinal

- Carcinoma do endométrio (endometrióide, seroso)

- Tumor de células epitelioides perivascular

- Tumor trofoblástico placentário

- Tumor trofoblástico epitelioide

- Tumor miofibroblástico inflamatório

3/ TUMOR MALIGNO DE POTENCIAL MALIGNO INCERTO (COTO)

Definição

- Tumores do músculo liso uterino que não podem ser classificados com certeza como benignos ou malignos

Incidência

- Raro

Repartição por raça e idade

- Idade média 45-50 anos

Características clínicas

- Semelhante ao leiomioma
- Por vezes, crescimento rápido

Prognóstico e tratamento

- Taxa de recorrência global 7 a 36
- A histerectomia é o tratamento de eleição, seguido de monitorização a longo prazo.
- As doentes não submetidas a histerectomia devem ser acompanhadas de perto.

Macroscopia :

- Semelhante ao leiomioma

Microscopia :

- Atipia citológica significativa (multifocal ou difusa) e 8-9 mitoses/10 HPF
- Tumores em que a necrose tumoral é suspeita mas não confirmada
- Atividade mitótica >15 mitoses/10 HPF
- Tumor epitelioide com atipia significativa; características epitelioides equívocas
- Tumores mixóides que apresentam uma única caraterística entre as seguintes: atipia, ≥2 mitoses/10 HPF, ou necrose

Análise molecular

- As mutações MED12 são pouco frequentes (11%).

Diagnóstico diferencial

- Leiomioma
- Leiomiossarcoma
- Tumor de células epitelioides perivascular
- Tumor miofibroblástico inflamatório

4/ NÓDULO ESTROMAL DO ENDOMÉTRIO

Definição

- Tumor cuja morfologia se assemelha à do endométrio na fase proliferativa, sem infiltração ou com infiltração mínima e sem invasão linfovascular.

Incidência

- Pouco comum

Repartição por idade

- Quinta a sexta décadas (idade média 47 anos)

Características clínicas

- Hemorragia uterina anormal após a menopausa
- Dor pélvica ou abdominal

Prognóstico e tratamento

- Excelente prognóstico
- A histerectomia subtotal é necessária para o diagnóstico e é também um tratamento definitivo.

Macroscopia :

- Uma massa solitária bem definida
- Tamanho variável, geralmente inferior a 10 cm
- Ao corte: aspeto amarelado, não abobadado

Microscopia :

- Lesão bem definida, não encapsulada e altamente celular
- Interface lisa e geralmente não infiltrativa com o miométrio adjacente
- Irregularidade das margens, cada uma medindo menos de 3 mm (medida a partir de todo o contorno exterior do tumor), sem invasão óbvia ou invasão vascular
- População uniforme de células com pouco citoplasma
- Núcleos fusiformes a ovóides com cromatina uniforme e nucléolos inconspícuos
- Tamanho nuclear com variação mínima (duas a quatro vezes o tamanho dos linfócitos)
- Índice mitótico <10/10 HPF
- Sistema vascular constituído por pequenos vasos de tamanho uniforme
- Vasos sanguíneos com paredes espessas
- Sem invasão linfovascular

Características imunohistoquímicas

- CD10, WT1, ER e PR positivos
- AML, desmina, calponina e caldesmona frequentemente positivas em áreas de diferenciação do músculo liso

Análise molecular

- Fusão JAZF1-SUZ12 mais comum (50% a 65%)

Diagnóstico diferencial

- Leiomioma celular
- Tumor uterino semelhante a um tumor estromal dos cordões sexuais do ovário
- Sarcoma estromal do endométrio de baixo grau
- Sarcoma estromal do endométrio de alto grau

5/ SARCOMA ESTROMAL DE BAIXO GRAU

Definição

- Tumor cuja morfologia se assemelha à do endométrio na fase proliferativa e infiltração permeável da parede uterina e invasão linfovascular.

Incidência

- 10 a 15% dos sarcomas uterinos

Repartição por idade

- 52 anos (variação de 40 a 55)

Características clínicas

- Hemorragia uterina anormal ou dor pélvica
- Hipertrofia uterina

Prognóstico e tratamento

- Taxa de sobrevivência a 5 anos de cerca de 60-80% (dependendo do estádio >90% no estádio I)

- Recorrências múltiplas de progressão lenta, independentemente do estádio, que ocorrem numa fase tardia da vida

- Locais frequentes de recorrência: pélvis, abdómen, vagina, pulmão

- Tratamento cirúrgico primário: histerectomia com anexectomia bilateral

- Tratamento hormonal em caso de recidiva ou estádio avançado

Macroscopia :

- Massa uterina com margens irregulares e aumento da parede uterina

- Tamanho variável do tumor (de <5 a >15 cm)

- Ao corte: aspeto amarelado, carnudo

Microscopia :

- Infiltração permeável do miométrio em forma de dedo por nódulos expansivos

- Invasão frequente do espaço linfovascular

- Morfologia das células tumorais e sistema vascular idênticos aos do nódulo estromal do endométrio

- Podem estar presentes histiócitos e hialinização

- A necrose é rara Variações morfológicas:

- Fibromixóide: matriz mixoide a fibromatosa abundante

- Diferenciação do músculo liso: fascículos, alguns com colagénio central (padrão em estrela)

- Diferenciação estromal dos cordões sexuais: cordões, trabéculas, túbulos, retiformes

- Diferenciação glandular: estruturas semelhantes a glândulas endometrióides

- Raramente: morfologia rabdoide, células bizarras, gigantes que se assemelham a osteoclastos.

Características imunohistoquímicas

- O ER e o PR são forte e difusamente positivos

- CD10 é positivo

- AML, desmina e calponina são fracamente positivas e focais (fortes em áreas de diferenciação do músculo liso)

- SF1, calretinina e inibina podem ser positivas (diferenciação estromal dos cordões sexuais)

- H-Caldesmon, Ciclina D1 e BCOR geralmente negativos

- Índice de proliferação Ki67 $\leq$5

Análise molecular

- Rearranjos genéticos recorrentes em aproximadamente 55% dos casos

- JAZF1-SUZ12 mais comum no sarcoma estromal de baixo grau (33-50% dos casos)

Diagnóstico diferencial

- Pólipo endometrial

- Adenomiose

- Leiomiossarcoma

- Leiomiomatose intravenosa

- Leiomioma com intrusão intravascular

- Adenosarcoma mulleriano de baixo grau

- Tumor uterino semelhante a um tumor dos cordões sexuais do ovário

- Sarcoma estromal do endométrio de alto grau

- Tumor fibroso solitário

- Tumor estromal gastrointestinal

6/ SARCOMA ESTROMAL DE ALTO GRAU

Definição

- Sarcoma uterino com um curso clínico mais agressivo do que o sarcoma estromal de baixo grau com alterações moleculares:
- YWHAE-NUTM2 HG-ESS: rearranjos de YWHAE-NUTM2A/B
- HG-ESS modificado por BCOR: Rearranjo ZC3H7B-BCOR ou BCOR ITD

Incidência

- Extremamente raro

Repartição por idade

- Grande variedade, geralmente na peri-menopausa e na pós-menopausa (idade média de 50 a 54 anos)

Características clínicas

- Hemorragia uterina anormal, massa pélvica
- Disseminação ectópica (fase avançada) frequente (60 a 80% dos casos)

Prognóstico e tratamento

- Os HG-ESS alterados por YWHAE-NUTM2 e BCOR são tumores agressivos
- Risco elevado de recidiva rápida e de progressão do tumor
- Tratamento principalmente cirúrgico histerectomia com anexectomia bilateral
- A quimioterapia e a radioterapia parecem ser eficazes nas mutações YWHAENUTM2 HG-ESS

Macroscopia :

- Massa irregular, macia e carnuda, geralmente com uma base endometrial e extensão do miométrio submucoso
- Tamanho do tumor: 3-9 cm (mediana de 7,5 cm),

- A necrose e a hemorragia são frequentes

Microscopia :

- Invasão do miométrio permeável e destrutiva em forma de dedo

YWHAE-NUTM2 HG-ESS :

- Componente de "células redondas" (exclusivo ou misto com um sarcoma convencional de baixo grau ou um componente fibromixóide)
- As células redondas são epitelióides, com citoplasma eosinofílico e núcleos grandes (quatro a seis vezes o tamanho do núcleo dos linfócitos); nucléolos proeminentes.
- Necrose tumoral e elevada atividade mitótica (> 10 mitoses/10 HPF)

HG-ESS modificado para BCOR :

- Matriz mixoide proeminente, por vezes placas de colagénio
- Células fusiformes com núcleos hipercromáticos alongados e atipia ligeira a moderada
- Atividade mitótica marcada (> 10 mitoses/10 HPF)

Características imunohistoquímicas

YWHAE-NUTM2 HG-ESS :

- Componente constituído por células redondas de alto grau: BCOR, Ciclina D1 difusamente positiva
- CD10, ER, PR são negativos
- Componente de células fusiformes de baixo grau: CD10, ER, PR são positivos
- BCOR e Ciclina D1 variavelmente positivos
- Expressão fraca a negativa de marcadores do músculo liso
- Índice de proliferação Ki67 >5% HG-ESS modificado em BCOR :
- CD10 positivo (forte na fusão ZC3H7B-BCOR HG-ESS, fraco na fusão BCOR

ITD HG-ESS)

- O BCOR e a ciclina D1 são positivos
- Expressão fraca a negativa de marcadores do músculo liso
- Expressão variável de ER e PR

Análise molecular

- YWHAE-NUTM2 HG-ESS: rearranjos de YWHAE-NUTM2A/B
- HG-ESS modificado por BCOR: Rearranjo ZC3H7B-BCOR ou BCOR ITD

Diagnóstico diferencial

YWHAE-NUTM2 HG-ESS :

- Sarcoma estromal de baixo grau
- Sarcoma uterino indiferenciado
- Carcinoma indiferenciado do endométrio
- Leiomiossarcoma epitelioide

HG-ESS modificado para BCOR :

- Sarcoma estromal de baixo grau, tipo fibromixóide
- Leiomiossarcoma mixoide
- Sarcoma uterino indiferenciado

7/ SARCOMA ESTROMAL INDIFERENTE

Definição

- Sarcoma de alto grau com ausência de diferenciação específica da linhagem mesenquimal

Incidência

- Raro

Repartição por idade

- Mulheres pós-menopáusicas (idade média de 60 anos)

Características clínicas

- Hemorragia pós-menopausa
- Massa de crescimento rápido

Prognóstico e tratamento

- Mau prognóstico
- Um elevado número de mitoses (> 25 mitoses/HPF) está correlacionado com uma sobrevivência mais fraca.
- Difusão ectópica frequente
- Má resposta ao tratamento sistémico

Macroscopia :

- Massa carnuda grande (> 10 cm) com aspeto heterogéneo quando cortada

Microscopia :

- Tumor hipercelular com margens infiltrativas
- Crescimento difuso em forma de folha, sem características específicas
- Elevado rácio N:C
- O tumor pode ser pleomórfico ou uniforme
- Ausência de diferenciação epitelial ou mesenquimal

Características histoquímicas e imunohistoquímicas

- Rede de reticulina pericelular
- Os marcadores PAX8, epiteliais (pan-queratina, EMA), do músculo liso (desmina, h-caldesmon, AML) e do músculo esquelético (mioglobina, miogenina) são negativos.

- CD10, ER e PR podem ser positivos

Análise molecular

- Cariótipo complexo
- Mutações frequentes do TP53
- Mutações SMARCA4 num subgrupo (morfologia uniforme)

Diagnóstico diferencial

- Carcinoma indiferenciado e desdiferenciado
- Leiomiossarcoma
- HG-ESS (YWHAE-NUTM2)
- Rabdomiossarcoma
- Adenosarcoma de alto grau

8/ TUMOR EPITELIOIDE PRÉ-VASCULAR (PECOM)

Definição

- Tumor composto por células com uma "morfologia de células epitelioides perivasculares" que co-expressam marcadores de músculo liso e melanocíticos.

Incidência

- Raro

Repartição por idade

- Mulheres em idade fértil e mulheres na menopausa

Características clínicas

- Hemorragia uterina anormal

Prognóstico e tratamento

- Comportamento benigno, incerto ou maligno em função da presença ou ausência de diversas variáveis patológicas

- Os tumores malignos tendem a recidivar pouco depois do diagnóstico

- A histerectomia total como tratamento curativo

- Terapia adjuvante e inibidores de mTOR considerados em casos de alto risco e tumor recorrente

Macroscopia :

- Tamanho variável do tumor (1 a >30 cm)

- Fronteira bem definida ou infiltrada

- Aspeto hemorrágico na secção, raramente necrose

Microscopia :

- Ninhos de células epitelioides e/ou fascículos de células fusiformes

- Pouco estroma de colagénio

- Vasos capilares e de pequeno calibre com características perivasculares condensação de células tumorais

- Morfologia epitelioide: células poligonais com citoplasma granular eosinofílico e núcleos redondos

- Pode observar-se um crescimento fascicular (semelhante ao do músculo liso)

- Variantes morfológicas: esclerosante,

Características imunohistoquímicas

- HMB-45, Melan-A e MITF são positivamente variáveis

- A catepsina-K é positiva (100%)

- AML, desmina e h-caldesmon variavelmente positivos

- A citoqueratina, a inibina e a S-100 são negativas

Análise molecular

- Inativação de TSC2 e TSC1 (incluindo doentes com TSC)

- Variantes moleculares: PECom com rearranjos TFE3 e RAD51B

Diagnóstico diferencial

- Tumores epitelioides do músculo liso

- Sarcoma estromal de alto grau

- Sarcoma dos tecidos moles alveolares

- Carcinoma do endométrio

- Melanoma metastático ou primário

9/ RABDOMIOSSARCOMA UTERINO

Definição

- Tumor mesenquimal maligno do fenótipo do músculo esquelético

- Três tipos: embrionário, alveolar, pleomórfico

- Sarcoma Botryoid: rabdomiossarcoma embrionário que envolve a mucosa uterina (mais frequentemente o colo do útero)

Incidência

- Raro no útero

Repartição por idade

- Rabdomiossarcoma embrionário: crianças e adolescentes (sarcoma botrioide), raramente adultos

- Rabdomiossarcoma pleomórfico e alveolar: pós-menopausa

Características clínicas

- Hemorragia anormal

- Massa que se estende para além do orifício cervical

Prognóstico e tratamento

- Cirurgia (excisão conservadora completa em crianças, histerectomia em adultos) e tratamento adjuvante
- Rabdomiossarcoma embrionário: bom prognóstico
- Rabdomiossarcoma pleomórfico e alveolar: mau prognóstico

Macroscopia :

- Sarcoma botrioide: exofítico, lobulado, com aspeto de uva

Microscopia :

Rabdomiossarcoma embrionário :

- Projecções polipóides, se de tipo botrioide
- Zonas hipercelular e hipocelular, esta última com alterações mixóides
- Condensação submucosa de pequenos elementos primitivos redondos de células azuis ("camada cambial"), alguns com projecções citoplasmáticas eosinofílicas que podem apresentar estrias cruzadas ("células em cinta").

Rabdomiossarcoma alveolar :

- Pequenas células azuis redondas dispostas à volta de espaços saculares vazios (alvéolos)

Rabdomiossarcoma pleomórfico :

- Numerosos rabdomioblastos
- Pleomorfismo importante

Características imunohistoquímicas

- A desmina, a miogenina e o MyoD1 são positivos
- Os receptores hormonais são negativos

Análise molecular

- Rabdomiossarcoma embrionário: Mutações DICER1

- Rabdomiossarcoma alveolar: gene de fusão PAX3-FKHR ou PAX7-FKHR

Diagnóstico diferencial

- Carcinossarcoma
- Adenosarcoma de alto grau
- Leiomiossarcoma
- Pólipo fibroepitelial estromal

10/ ADENOSARCOMA UTERINO

Definição

- Tumor mulleriano misto com componentes mesenquimatosos malignos e epiteliais benignos

Incidência

- 5 a 10% de todos os sarcomas uterinos

Repartição por idade

Mais comum em mulheres na pós-menopausa (idade média de 58 anos), mas pode ser observada em qualquer idade

- 30% das mulheres na pré-menopausa

Características clínicas

- Hemorragia vaginal anormal e/ou dor pélvica
- Útero aumentado
- ± História de pólipos endometriais ou endocervicais recorrentes

Prognóstico e tratamento

- Histerectomia total com anexectomia bilateral

- 80-90% de taxa de sobrevivência global

Macroscopia :

- Localização: endométrio (mais comum), colo do útero (9%) ou miométrio (4%)
- Tamanho médio de 5 cm; lesões de alto grau geralmente > 10 cm
- Massa mole exofítica
- Aspeto sólido quando cortado (semelhante a uma couve-flor) ± pequenos quistos

Microscopia :

População bifásica com as seguintes características em todo o tumor:

- Condensação do estroma periglandular ("cuffing")
- Arquitetura em forma de folha
- Dilatação cística rígida
- Atipia citológica do estroma (grau baixo ou elevado)
- ≥2 mitoses/10 HPF Componente glandular benigno:
- Epitélio endometrióide ou endocervical
- ± Metaplasia epitelial Componente mesenquimal maligno :
- Baixo grau: população estromal relativamente monótona (semelhante a um sarcoma estromal de baixo grau)
- ± Diferenciação do cordão sexual ou dos músculos lisos
- Grau elevado: pleomorfismo significativo (observado a baixa potência), variação superior a duas vezes o tamanho do núcleo endotelial,
- ± Elementos heterólogos (rabdomiossarcoma mais comum)
- Crescimento excessivo sarcomatoso: sarcoma puro que representa ≥25% do tumor Invasão miometrial frequentemente superficial

Características imunohistoquímicas

- CD10, ER e PR positivos (componente sarcomatoso)

- WT1 é positivo (mais forte no caso de proliferação sarcomatosa)

Análise molecular

- Mutações TP53 em tumores de alto grau

- Proliferação sarcomatosa associada a instabilidade cromossómica global, elevada variação do número de cópias, amplificação de MYBL1 e mutações ATRX

Diagnóstico diferencial

- Pólipo endometrial/endocervical
- Adenomioma polipoide atípico
- Carcinossarcoma
- Sarcoma estromal de baixo grau
- Sarcoma estromal de alto grau
- Sarcoma uterino indiferenciado
- Rabdomiossarcoma

BIBLIOGRAFIA

Parra-Herran, C., Cesari, M., Djordjevic, B., et al. (2018). Diretrizes da Associação Canadense de Patologistas - L'Association Canadienne des Pathologists (CAP-ACP) para interpretação e relatório de biópsia endometrial benigna. Jornal Canadiano de Patologia, 10(1), 13-24.

Sakhdari, A., Moghaddam, P. A., & Liu, Y. (2016). Amostras endometriais de mulheres na pós-menopausa: proposta de critérios de adequação. Jornal Internacional de Patologia Ginecológica, 35, 525-530.

Sereepapong, W., Suwajanakorn, S., Triratanachat, S., et al (2000) Effects of clomiphene citrate on the endometrium of regularly cycling women. Fertility and Sterility, 73(2), 287-291.

Usluogullari, B., Duvan, C. Z., Usluogullari, C. A. (2015). Uso de inibidores da aromatase na prática da ginecologia. Jornal de Pesquisa Ovariana, 8, 4.

Williams, A. R. W., Bergeron, C., Barlow, D. H., Ferenczy, A.(2012). Morfologia endometrial após o tratamento de miomas uterinos com o modulador seletivo do recetor de progesterona, ulipristalacetato. Jornal Internacional de Patologia Ginecológica, 31, 556-569.

Tallini, G., Vanni, R., Manfioletti, G., et al (2000). A imunorreactividade de HMGI-C e HMGI(Y) está correlacionada com anomalias citogenéticas em lipomas, hamartomas condróides pulmonares, pólipos endometriais e leiomiomas uterinos e é compatível com o rearranjo dos genes HMGI-C e HMGI(Y). Laboratory Investigation, 80(3), 359-369.

Chen, Y. Q., Fang, R. L., Luo, Y. N., et al. (2016). Análise do valor diagnóstico de CD138 para endometrite crônica, os fatores de risco para a patogênese da endometrite crônica e o efeito da endometrite crônica na gravidez: um estudo de coorte.

BMC Women's Health, 16, 60.

Grupo de trabalho ESHRE Capri (2007). Hemorragia endometrial. Human Reproduction Update, 13(5), 421-431.

Ip, P. C., Irving, J. A., Mc Cluggage, W. G., Clement, P. B., Young, R.H. (2013). Proliferação papilar do endométrio: um estudo clinicopatológico de 59 casos de papilas simples e complexas sem atipia citológica. O Jornal Americano de Patologia Cirúrgica, 37, 167-177.

Lehman, M. B., & Hart, W. R. (2001). Simple and complex hyperplastic papillary proliferations of the endometrium: a clinicopathologic study of nine cases of Apparently localized papillary lesions with fibrovascular stromal cores and epithelial metaplasia. The American Journal of Surgical Pathology, 25(11), 1347-1354.

Qiu, W., &Mittal, K. (2003). Comparação das características morfológicas e imunohistoquímicas da hiperplasia microglandular cervical com o adenocarcinoma mucinoso de baixo grau do endométrio. International Journal of Gynecological Pathology, 22, 261-265.

Wilson, P. C., Buza, N., & Hui, P. (2016). Progressão da hiperplasia endometrial: uma revisita sob a classificação da OMS de 2014. International Journal of Clinical and Experimenta lPathology, 9, 1617-1625.

Comité de Prática Ginecológica, Sociedade de Oncologia Ginecológica e Colégio Americano de Obstetras e Ginecologistas (2015) Parecer do Comité: Endometrial Intraepithelial Neoplasia. Obstet Gynecol. 125(5):1272-1278.

Baak, J. P., Mutter, G. L., Robboy, S., et al. 2005. O sistema de classificação da hiperplasia endometrial intraepitelial baseado na genética molecular e na morfometria prevê a progressão da doença na hiperplasia endometrial com maior precisão do que o sistema de classificação da Organização Mundial de Saúde de 1994. Cancro, 103, 2304-2312.

Yeramian, A., Moreno, G., Dolcet, X., et al. (2013) Carcinoma do endométrio: alterações moleculares envolvidas no desenvolvimento e progressão do tumor. Oncogene, 32, 403-413.

Gunderson, C. C. 1, Fader, A. N., Carson, K. A., et al. (2012). Resultados oncológicos e reprodutivos com terapia com progestina em mulheres com hiperplasia endometrial e adenocarcinoma de grau 1: revisão sistemática. Gynecologic Oncology, 125(2), 477-482.

Hirschowitz, L., Nucci, M., &Zaino, R. J. (2013). Questões problemáticas no estadiamento dos carcinomas do endométrio, do colo do útero e da vulva. Histopathology,62(1), 176-202.

Kurnit, K. C., Kim, G. N., Fellman, B. M., et al. (2017). A mutação CTNNB1 (beta-catenina) identifica pacientes com câncer endometrial de baixo grau e estágio inicial com risco aumentado de recorrência. Patologia Moderna, 30(7), 1032-1041.

Soslow, R. A. (2013). Carcinomas endometriais de alto grau - estratégias para digitação.
Histopatologia, 62, 89-110.

Gatius, S., & Matias-Guiu, X. (2016). Questões práticas no diagnóstico do carcinoma seroso do endométrio. Patologia Moderna, 29(1), S45-S58.

Trinh, V. Q., Pelletier, M. P., Echelard, P., et al. (2019). Características histológicas, imunohistoquímicas e clínicas distintas associadas ao endométrio seroso
Carcinoma Intraepitelial Envolvendo Pólipos. Int J Gynecol Pathol. 2019, Publicação Online Avançada (PMID 30789501).

DeLair, D. F., Burke, K. A., Selenica, P., et al. (2017). A genética e a fuga de carcinomas de células claras endometriais. The Journal of Pathology, 243, 230-241.

Fadare, O., Desouki, M. M., Gwin, K., et al. (2014). Expressão frequente de napsina A no carcinoma de células claras do endométrio: potencial utilidade diagnóstica. Jornal Americano de Patologia Cirúrgica, 38(2), 189-196

Ramalingam, P., Masand, R. P., Euscher, E. D., Malpica, A. (2016).Carcinoma indiferenciado do endométrio: uma análise imunohistoquímica alargada incluindo PAX-8 e marcadores substitutos de carcinoma tipo basal. Jornal Internacional de Patologia Ginecológica, 35(5), 410-418.

Shah, V. I., &Mc Cluggage, W. G. (2015). A ciclina D1 não distingue o sarcoma estromal endometrial de alto grauYWHAE- NUTM2 do carcinoma endometrial indiferenciado. Jornal Americano de Patologia Cirúrgica, 39(5), 722-724.

Albores-Saavedra, J., Martinez-Benitez, B., Luevano, E. (2008) Carcinomas de pequenas células e carcinomas neuroendócrinos de grandes células do endométrio e do colo do útero: os tumores polipóides e os que surgem em pólipos podem ter um prognóstico favorável.
International Journal of Gynecological Pathology, 27(3), 333-339.

Pocrnich, C. E., Ramalingam, P., Euscher, E. D., Malpica, A.(2016). Carcinoma neuroendócrino do endométrio: um estudo clinicopatológico de 25 casos. O Jornal Americano de Patologia Cirúrgica, 40(5), 577-586.

Chiyoda, T., Tsuda, H., Tanaka, H., et al. (2012). Perfis de expressão do carcinossarcoma do corpo uterino - são semelhantes ao carcinoma ou sarcoma? Genes Chromosomes Cancer, 51(3), 229-329.

Jong, R. A., Nijman, H. W., Wijbrandi, T. F., et al. (2011). Marcadores moleculares e comportamento clínico dos carcinossarcomas uterinos: foco no componente tumoral epitelial. Patologia Moderna,24(10), 1368-1379.

Ferguson, S. E., Tornos, C., Hummer, A., Barakat, R. R., Soslow, R.A. (2007). Características prognósticas do carcinossarcoma uterino em estágio I cirúrgico. Jornal Americano de Patologia Cirúrgica, 31, 1653-1661

Demura, T. A., Revazova, Z. V., Kogan, E. A., et al. (2017). Os mecanismos moleculares e as manifestações morfológicas da redução do leiomioma induzida por moduladores seletivos do recetor de progesterona. Arkhiv Patologii, 79(3), 19-26.

Oliva, E. (2016). Questões práticas em patologia uterina do banal ao desconcertante: o espetro notável da neoplasia do músculo liso. Patologia Moderna, 29(Suppl. 1), 104-120

Shin, S. J., Kim, J., Lee, S., et al. (2018). O acetato de ulipristal induz atraso no ciclo celular e remodelação da matriz extracelular. Revista Internacional de Medicina Molecular, 42(4), 1857-1864

Vilos, G. A., Allaire, C., Laberge, P. Y., et al. (2015). O manejo dos leiomiomas uterinos. Journal of Obstetrics and Gynaecology Canada, 37(2), 157-178.

Bennett, J. A., Weigelt, B., Chiang, S., et al. (2017). Leiomioma com núcleos bizarros: uma análise morfológica, imunohistoquímica e molecular de 31 casos. Patologia Moderna, 30(10), 1476-1488.

Croce, S., Young, R. H., & Oliva, E. (2014). Leiomiomas uterinos com núcleos bizarros: um estudo clinicopatológico de 59 casos. O Jornal Americano de Patologia Cirúrgica, 38, 1330-1339.

Joseph, N. M., Solomon, D. A., Frizzell, N., Rabban, J. T., Zaloudek, C., Garg, K., (2015). Morfologia e imunohistoquímica para 2SC e FH auxiliam na deteção de aberrações do gene da fumarato hidratase em leiomiomas uterinos de pacientes jovens. The American Journal of Surgical Pathology, 39(11), 1529-1539.

An, Y., Wang, S., & Li, S. (2017). Subtipos moleculares distintos de leiomiossarcoma uterino respondem de forma diferente ao tratamento quimioterápico. BMC Cancer, 17, 639.

Cuppens, T., Moisse, M., Depreeuw, J. (2018). Análise integrada do genoma do leiomiossarcoma uterino para identificar novos genes condutores e vias direcionáveis. Jornal Internacional do Cancro, 142(6), 1230-1243.

Ducie, J. A., & Leitao, M. M., Jr. (2016). O papel da terapia adjuvante no leiomiossarcoma uterino. Revisão de Especialistas em Terapia Anticâncer, 16(1), 45-55.

Croce, S., Ducoulombier, A., Ribeiro, A., et al. (2018). O perfil do genoma é uma ferramenta eficiente para evitar a classificação STUMP de lesões do músculo liso uterino: uma análise abrangente de hibridização genômica de matriz de 77 tumores. Patologia Moderna, 31(5), 816-828.

Gupta, M., Laury, A. L., Nucci, M. R., Quade, B. J. (2018). Preditores de resultado adverso em tumores de músculo liso uterino de potencial maligno incerto (STUMP): uma análise clinicopatológica de 22 casos com uma proposta para a inclusão de parâmetros histológicos adicionais. Histopatologia, 73, 284-298.

Chiang, S., et al. (2017). O BCOR é um marcador imunohistoquímico de diagnóstico robusto de sarcoma estromal endometrial de alto grau geneticamente diverso, incluindo tumores que exibem morfologia variante. Patologia Moderna, 30(9), 1251-1261.

Chu, P. G., Arber, D. A., Weiss, L. M., et al (2001). Utilidade do CD10 na distinção entre sarcoma do estroma endometrial e tumores do músculo liso uterino: uma comparação imunohistoquímica de 34 casos. Patologia Moderna, 14, 465-471.

Hoang, L. N., et al. (2017). Novo sarcoma estromal endometrial de alto grau: um imitador morfológico do leiomiossarcoma mixoide. Jornal Americano de Patologia Cirúrgica, 41(1), 12-24.

Lee, C. H., Nucci, M. R. (2015). Sarcoma estromal endometrial o novo paradigma genético. Histopatologia, 67(1), 1-19.

Seagle, B. L., et al. (2017). Sarcoma estromal endometrial de baixo e alto grau: um estudo da National Cancer Database. Gynecologic Oncology, 146(2), 254-262.

Hardell, E., Josefson, S., Ghaderi, M., et al. (2017). Validação de um ponto de corte do índice mitótico como marcador de prognóstico em sarcomas uterinos indiferenciados. Jornal Americano de Patologia Cirúrgica, 41, 1231-1237.

Hoang, L. N., Lee, Y.-S., Karnezis, A. N., et al. (2016). Características imunofenotípicas do carcinoma endometrial desdiferenciado - percepções de tumores deficientes em BRG1 / INI1. Histopatologia, 69(4), 560-569.

Kolin, D. L., Dong, F., Baltay, M., et al. (2018). Sarcoma uterino indiferenciado deficiente em SMARCA4 (tumor rabdoide maligno do útero): uma entidade clinicopatológica distinta do carcinoma indiferenciado. Patologia Moderna, 31(9), 1442-1456.

Agaram, N. P., Sung, Y.-S., Zhang, L., et al. (2015). Dicotomia de anormalidades genéticas em PEComas com implicações terapêuticas. The American Journal of Surgical Pathology, 39(6), 813-825.

Bennett, J. A., Braga, A. C., Pinto, A., et al. (2018). PEComas uterinos: uma análise morfológica, imunohistoquímica e molecular de 32 tumores. The American Journal of Surgical Pathology, 42, 1370-1383.

Conlon, N., Soslow, R. A., Murali, R. (2015). Tumores epitelioides perivasculares (PEComas) do trato ginecológico. Jornal de Patologia Clínica, 68(6), 418- 426.

Fadare, O. (2008). Tumor epitelioide de células perivasculares (PEComa) do útero: uma análise clinicopatológica baseada em resultados de 41 casos registados. Avanços em Patologia Anatómica, 15(2), 63-75.

Pinto, A., Kahn, R. M., Rosenberg, A. E., et al. (2018). Rabdomiossarcoma uterino em adultos. Patologia Humana, 74, 122-128.

Li, R. F., Gupta, M., Mc Cluggage, W. G., & Ronnett, B. M. (2013). Rabdomiossarcoma embrionário (tipo botrioide) do corpo uterino e colo do útero em mulheres adultas: relato de uma série de casos e revisão da literatura. The American Journal of Surgical Pathology, 37(3), 344-355.

Amant, F., Schurmans, K., Steenkiste, E., et al. (2004). Immunohistochemical determination of estrogen and progesterone recetor positivity in uterine adenosarcoma. Gynecologic Oncology, 93(3), 680-685.

Howitt, B. E., Sholl, L. M., Dal Cin, P., et al. (2015). Análise genômica direcionada do adenosarcoma Mülleriano. The Journal of Pathology, 235(1), 37-49.

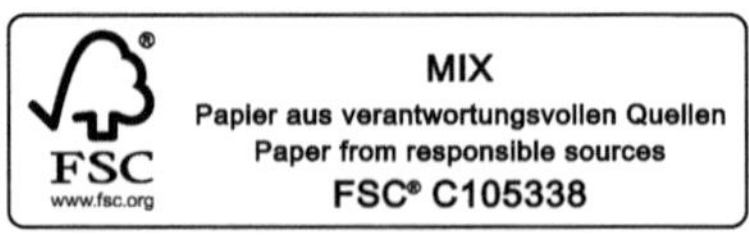

Printed by Books on Demand GmbH, Norderstedt / Germany